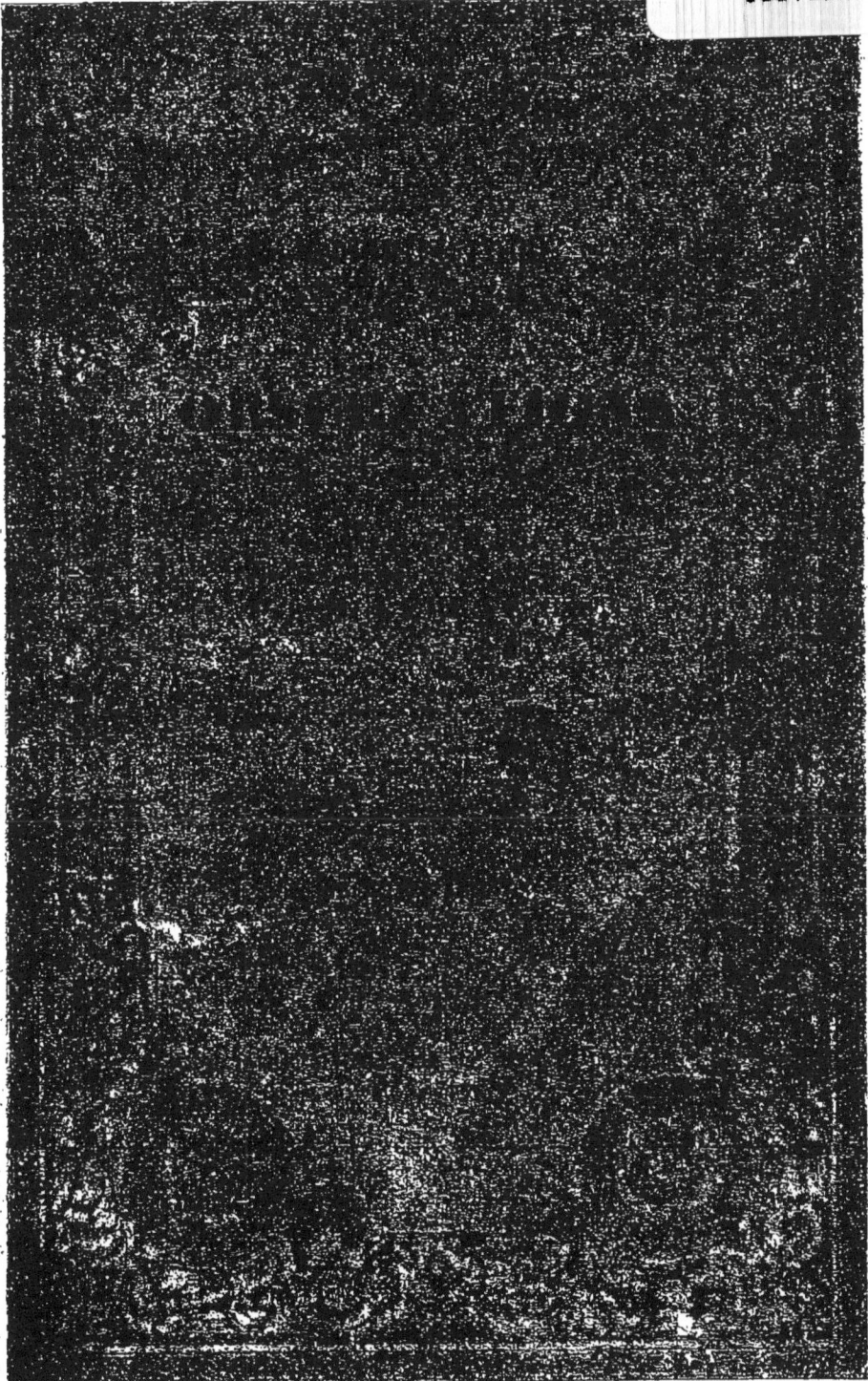

COMPTE RENDU

ANALYTIQUE

DES

OBSERVATIONS

RECUEILLIES

PENDANT SON EXERCICE MÉDICAL

A L'HÔTEL-DIEU,

Lu en Séance publique du Conseil d'Administration

Le 10 février 1836,

PAR M. LEVRAT AINÉ,

EX-DOYEN DES MÉDECINS DUDIT HÔPITAL, DOCTEUR EN MÉDECINE
DE LA FACULTÉ DE MONTPELLIER, MEMBRE DE LA SOCIÉTÉ
DE MÉDECINE DE LYON, CORRESPONDANT DE CELLES
DE MONTPELLIER, MARSEILLE, BORDEAUX,
PARIS, BERLIN,, ETC.; ASSOCIÉ
DES SOCIÉTÉS LITTÉRAIRES
DE MACON, NIORT,
BOURG, ETC.

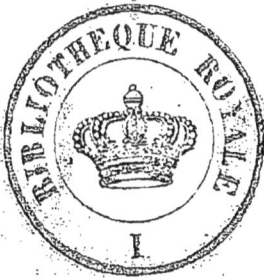

—

Première Partie.

—

LYON.

IMPRIMERIE DE GABRIEL ROSSARY,
Rue St-Dominique, n° I.

—

1836.

COMPTE RENDU

ANALYTIQUE

DES OBSERVATIONS

RECUEILLIES,

PENDANT SON EXERCICE MÉDICAL A L'HÔTEL-DIEU,

par

M. Levrat aîné.

MESSIEURS,

S'il est, dans le court séjour d'un médecin dans les hôpitaux, une circonstance où ses souvenirs du passé lui reviennent plus agréables, c'est sans doute celle qui m'amène aujourd'hui devant vous.

Appelé à concourir avec vous au bien-être et au soulagement de cette partie de la société qui, pauvre, et pleine de confiance dans la charité publique, vous a nommés, vous, Messieurs, ses administrateurs, et moi, un de ses médecins ; j'ai apporté ma part de consolations auxquelles elle a tant de droits, car elle est souffrante et malheureuse : en l'entourant de toute ma sollicitude, j'ai essayé, moi aussi, de lui faire oublier et sa misère et ses souffrances.

Tel a été, pendant mon exercice dans cet hôpital, le but constant vers lequel se sont dirigées mes pensées de chaque jour; l'usage me fait aujourd'hui une loi de vous exposer les moyens qui m'ont permis de l'atteindre.

Le grand Hôtel-Dieu, fondé par nos rois, accru par leur munificence, doté par nos pères et administré toujours par l'élite de nos concitoyens, n'est pas consacré seulement à une ville, à une province, à un royaume, mais c'est la maison des pauvres de toutes les nations, de toutes les religions; c'est le rendez-vous de toutes les souffrances. Aussi, Messieurs, combien vous paraîtrait varié le tableau des misères que j'ai vu passer sous mes yeux, si, moins pressé par le temps, je pouvais le soumettre à votre méditation. Toutefois, comptant sur votre indulgence attentive, je vais vous exposer rapidement les principaux faits de ma pratique dans cet hôpital. Puisse cette esquisse mériter votre suffrage et celui des personnes qui veulent bien me prêter leur honorable attention.

Depuis dix-huit ans que je suis médecin de cet hôpital, j'ai été chargé successivement soit comme médecin suppléant, soit comme médecin titulaire, des salles Militaires, St-Bruno, St-Charles, St-Paul, Ste-Anne, Femmes en couches, Montazet, St-Jean, Chambres de douze francs; 1res, 2mes, 3mes femmes et Infirmeries de la communauté; c'est vous dire qu'un grand nombre de malades a été soumis à mes soins, ce nombre s'élève à 18,700.

FIÈVRES ESSENTIELLES.

Les fièvres dites essentielles ne m'ont rien présenté de nouveau.

Les fièvres inflammatoire, bilieuse, muqueuse ont été traitées par les évacuations sanguines, les boissons délayantes et acidules, cette méthode a constamment réussi. La fièvre inflammatoire, qui n'atteint que des hommes forts et d'un tempérament sanguin, malgré les saignées, se juge ordinairement par des hémorragies nasales avant le 7e jour.

C'est ici, comme dans une foule de cas, que se vérifie la remarque de *Dehaën*, que la nature triomphe si elle n'est entravée par un médecin imprudent.

Les fièvres adynamique, ataxique, maladies fort graves toujours, se rencontrent bien plus graves encore dans les hôpitaux, où les malades n'arrivent qu'après avoir subi chez eux un traitement, qui souvent a aggravé la maladie, et a fait perdre un temps précieux pour la combattre. A son début, la fièvre adynamique présente parfois le caractère inflammatoire; ici, les saignées générales et locales, les boissons acidules et les dérivatifs m'ont souvent réussi.

La fièvre cérébrale, ataxique, dont la marche rapide laisse peu de temps au médecin pour l'entraver dans son cours, présente assez ordinairement deux caractères qu'il est essentiel de distinguer : ou le principe vital est atteint, ou c'est le principe organique; le premier état est marqué par le délire tranquille, un pouls presque naturel, la langue brune et légèrement humectée; tandis que le délire violent, furieux, le pouls vite, tremblottant, le soubresaut des tendons, la langue aride, sèche, contractée

vers sa base, le visage grippé, les yeux étin-
celans, la sclérotique injectée caractérisent le
second état. J'ai combattu la première espèce
avec les antispasmodiques, les délayans, les
rubifians superficiels, quelquefois le musc et
le quinquina en lavement. La seconde espèce a
été traitée par les mêmes moyens, de plus par
les vésicatoires aux extrémités inférieures, la
potasse caustique; dans quelques circonstances, les évacuations sanguines locales. Chez
plusieurs malades j'ai vu la maladie se terminer par des dépôts dans les glandes thyroïde,
axillaires, inguinales. J'ai vu, chez une femme
de Vienne, la fièvre ataxique se terminer par
un abcès énorme à la face convexe du foie; il
fut ouvert avec le troicart et vidé par la ventouse, et la malade, au bout de quelques mois,
sortit guérie de l'hôpital.

Le catarrhe pulmonaire est aussi une voie
que la nature emploie pour guérir la fièvre
ataxique. Une jeune fille, couchée au n° 7 de
la salle Montazet, atteinte de fièvre cérébrale,
dans un accès furieux se sauve au milieu d'une
nuit froide, dans les salles voisines, elle con-
tracte une fluxion de poitrine qui fit dispa-

raître les accidens cérébraux, et n'offrit rien de grave dans sa marche.

TYPHUS.

Le typhus, cette affection sur la nature et le traitement de laquelle les praticiens ne sont point encore d'accord, s'est présenté un grand nombre de fois dans mes salles : qu'il revête le caractère inflammatoire, adynamique, entérique, c'est toujours une fièvre essentiellement ataxique.

C'est au milieu comme à la fin de l'été, à la suite de travaux pénibles, des affections morales vives, des privations de tout genre, et par conséquent chez des hommes débilités, que je l'ai observé. La stupeur, le délire tranquille, la douleur contusive des membres, le pouls donnant 120 à 130 pulsations par minute, les urines rares et rouges, la diarrhée ou la constipation, l'état douloureux du ventre, la langue blanche, fade au commencement, rouge, sèche vers le quatorzième jour, des pétéchies rouges, le plus souvent perlées, ayant leur siége autour du col, des épaules, de la poitrine, sont les principaux signes qui m'ont fait reconnaître le typhus. Toujours sporadique, il ne m'a jamais paru contagieux; la thérapeutique que j'ai suivie a varié en raison des symptômes prédominans : ainsi, tour-à-tour, j'ai employé les évacuans par le haut et par le bas, les saignées locales, les boissons adoucissantes, les révulsions à la peau, les toniques, etc.; dans le typhus dysentérique et éminemment inflammatoire, la pêche bien mûre est la seule chose que j'aie administrée, et toujours avec succès.

FIÈVRES INTERMITTENTES.

L'Hôtel-Dieu de Lyon, placé au milieu et à la proximité de trois vastes plaines où les fièvres intermittentes sont endémiques, doit recevoir dans ses salles un très-grand nombre de sujets affectés de ces maladies; ceux qui ont été admis dans mon service, et qui venaient de la Bresse, du Forez ou du Dauphiné, avaient la fièvre depuis plusieurs mois. Alors elle a établi de profondes racines dans l'organisme général, et surtout dans les viscères abdominaux. Les membranes séreuses altérées dans leurs fonctions, des accumulations d'eau ont déjà lieu dans les poches qu'elles forment. Alors la maladie est complexe, et son traitement devient d'autant plus difficile que la nature est peu en aide au médecin. Toutefois, j'ai triomphé assez ordinairement de ces maladies, qui paraissaient désespérées, par l'emploi des antipériodiques, tels que le quinquina sous diverses formes, la salicine, le piperin, les diurétiques et les purgatifs.

La fièvre intermittente présente souvent, dans la 2e stade de son accès, des signes d'une inflammation locale; alors les sangsues, appliquées sur la région qu'occupe l'organe malade, ont dû précéder toute autre médication. Je dois dire qu'un bon nombre de fois le piperin a guéri la fièvre quarte rebelle à d'autres fébrifuges.

FIÈVRES LARVÉES.

La fièvre pernicieuse, larvée, a été observée assez souvent dans mes salles. Quelle que soit la forme qu'elle prend, elle est facilement reconnue et combattue par le quinquina uni aux opiacés; parmi les faits que j'ai recueillis, je ne citerai que le suivant:

Un homme fort, âgé de trente-huit ans, occupé de travaux pénibles, est pris dans la nuit d'une douleur des plus aiguës dans la jambe gauche; on fait quelques applications, et pendant la journée il ne conserve que le souvenir de sa souffrance. La deuxième nuit, même accès, avec délire furieux; au jour, on l'apporte à la salle St-Jean. De suite, il est mis à l'usage du quinquina mêlé à l'opium. La nuit suivante, la douleur revient, mais légèrement; le même traitement fut continué, et le sixième jour le malade sortit guéri de l'hôpital.

INFLAMMATIONS DE LA PEAU.

Les inflammations du système cutané ne m'ont rien présenté de remarquable, les saignées locales, les boissons douces, acidules, la diète, ont suffi pour les guérir. La variole, quelque grave qu'elle fût, a été traitée avec succès par les sangsues à l'épigastre, l'orangeade, la solution de gomme et le lait sucrés. La compression dans les inflammations érésipélateuses, phlegmoneuses des extrémités abdominales m'a paru toujours d'un bon emploi.

INFLAMMATIONS DES MEMBRANES MUQUEUSES.

Les inflammations des membranes mu-
queuses parmi lesquelles se trouvent l'an-
gine, le catarrhe, la dysenterie, le choléra-
morbus, le croup, etc., etc., guérissent, en
général, par la méthode antiphlogistique. Je
dois noter ici tout l'avantage que j'ai obtenu
du suppositoire en cacao opiacé, introduit
dans le rectum, dans le ténesme douloureux,
qui accompagne quelques dysenteries. J'ai observé dix cas de croup aigu et deux de croup
chronique; les saignées locales, sur le devant
du col, suivies d'un vésicatoire sur cette même
partie, l'ipécacuanha à doses vomitives, les
looks blancs, les boissons de dattes et de juju-
bes ont suffi pour les guérir; à ces moyens, j'ai
joint les antispasmodiques et le lait pour combattre les deux derniers cas, et cela avec un
bon succès.

Parmi les exemples de gastrite grave que j'ai
observés, je relate celui d'un manœuvre de
Meximieux. — De grand matin, il entre chez
un peintre-vernisseur, qui était aussi liquoriste,
et au lieu d'un verre d'eau-de-vie qu'il deman-

dait, la domestique lui donne par mégarde un verre d'acide sulfurique. On devine aisément les souffrances qu'il dût éprouver. De suite il fut amené à Lyon, et conduit dans la salle St-Bruno; le lait coupé avec moitié eau de chaux seconde et sucré, les sangsues sur le devant du col, de la poitrine et de l'estomac, les boissons mucilagineuses furent les moyens prescrits : pendant plusieurs jours les vomissemens firent rendre de grands morceaux de membranes; cependant à l'aide du lait d'ânesse, de vache, des boissons mucilagineuses, des gelées de pommes, de coings, son état s'améliora peu à peu, et au bout de trois mois il sortit guéri de l'hôpital.

Dans le nombre de cas de choléra-morbus sporadique, traités dans ma division, j'ai conservé le suivant :

M. Duprat, de Valence, âgé de vingt-six ans, doué d'un tempérament nerveux, d'une constitution délicate, était constipé depuis quelques jours, lorsqu'après son dîner il éprouve des étourdissemens, des anxiétés, des défaillances, et rend par le haut et par le bas, d'abord les alimens qu'il avait ingérés la veille et dans la journée, ensuite des matières de toutes les couleurs. Il se couche, et les vomissemens et les déjections alvines continuent toute la nuit.

Le lendemain, 21 juin, il est apporté à la salle St-Jean : en m'approchant de son lit, son visage décomposé et hyppocratique m'effraya ; l'examen de son pouls, qui était vermiculaire, à peine sensible, celui des extrémités, qui étaient froides, me firent craindre pour une mort très-prompte : il y avait de temps en temps un mouvement de hoquet qui précédait le vomissement. Les matières rejetées étaient délayées, vertes et noires, les déjections alvines étaient involontaires, présentaient la même couleur et répandaient une odeur infecte. Le trouble des facultés intellectuelles était manifeste; la langue blanche en avant, d'un jaune foncé au fond, était légèrement rouge sur les bords; la soif était pressante, le ventre affaissé et indolent. (*Eau gommeuse aromatisée avec le jus d'orange et sucrée, julep tempérant avec addition de dix gouttes de laudanum, à administrer par cuiller à bouche d'heure en heure, fomentations émollientes et carminatives, continuées sans inter-*

ruption sur l'abdomen.) Nuit calme, vomissemens plus rares, douce moiteur à la peau, retour gradué de la chaleur dans les extrémités, pouls développé, moins fréquent.

3e jour de la maladie, mieux sensible, vomissemens presque nuls, déjections alvines toujours fréquentes, borborygmes, moiteur générale, pouls large, régulier, retour du calme des facultés intellectuelles, soupirs fréquens sans cause morale, faiblesse extrême, sensibilité exquise des sens, de la vue et de l'ouïe. Le malade se fait porter aux chambres de 12 fr. (*Orangeade avec le sirop de gomme, décoction blanche de Sydenham décantée, eau de poulet sucrée, jalep tempérant simple, lavemens de graines de lin.*)

4e, 5e et 6e jours, retour des forces, traitement continué, crême d'avoine.

7e, 8e, 9e et 10e jours. Cessation de tous les signes de la maladie, convalescence, régime légèrement analeptique, vin de Bordeaux.

15e jour. Guérison.

S'il est facile de guérir le catarrhe pulmonaire, la gastrite, l'entérite, la colite à l'état aigu, il n'en est pas de même lorsque ces ma-

ladies ont passé à l'état chronique, et malheu-
reusement c'est dans cette dernière position
que nous sont apportés les malades. Le lait,
les opiacés, les boissons douces, les révulsifs
à la peau, tels que les frictions avec la pommade stibiée, ont fait cesser des gastro-enté-
rites qui déjà avaient fait le désespoir du médecin. J'ai vu la variole se développer chez
une femme atteinte depuis plusieurs mois
d'une gastro-entérite chronique, et guérir sans
retour de sa première maladie. Plusieurs ca-
tarrhes pulmonaires chroniques se sont ter-
minés heureusement à la suite d'une variole
confluente. C'est dans cette espèce de catarrhe
pulmonaire, que la kréosote, le lait, le sirop
hydro-cyanique, les exutoires autour du thorax
ont produit de bons effets.

Les nécropsies dans les entérites chroniques ont toujours fait voir une désorganisation
complète des intestins ; des ulcères et des per-
forations ont été souvent rencontrées.

Dans le catarrhe chronique de la vessie, les
pilules où entrait la kréosote, les émulsions
cuites avec addition de 15 à 20 gouttes de
teinture de cantharides dans une pinte de

boisson, le séton au périnée, sont les moyens qui ont réussi quelquefois.

L'otite, cette maladie si longue et si douloureuse, a été heureusement traitée par les dérivatifs au bras et à la nuque et les suppositoires au beurre de cacao opiacés, dans le conduit auditif externe.

INFLAMMATION DES MEMBRANES SÉREUSES.

Les inflammations des séreuses ont été rarement observées dans ma division. — L'arachnoïdite toujours dans une période avancée quand on apporte les malades, présente peu de chances de guérison. Nous ne citerons pour cette espèce de maladie que l'exemple suivant :

Claudine Chavin, de Dracé en Beaujolais, âgée de vingt ans, était atteinte depuis deux jours d'une frénésie déterminée par l'insolation. Le délire, le visage injecté, le regard furieux, le trouble des facultés intellectuelles, les cris, les menaces, les pleurs, les ris, le pouls dur, plein, etc., tels furent les principaux symptômes qui nous frappèrent à notre visite. Cinquante sangsues appliquées autour de la tête, les si-

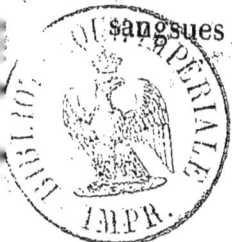

2

napismes aux extrémités inférieures, les com-
presses trempées dans l'oxicrat à la glace et
appliquées sur la tête, les boissons douces,
calmantes, acidulées, les lavemens laxatifs,
l'ont rétablie en peu de jours. La guérison a
été d'autant plus prompte, que l'éruption des
règles est venue seconder nos efforts.

La pleurésie est traitée à domicile. — La
péritonite est celle de cet ordre de maladie
que j'ai le plus souvent observée. Assez rare
dans les classes des femmes en couches où,
sur deux mille femmes que j'ai soignées, je
n'ai perdu que dix-huit malades, elle est plus
fréquente dans les autres salles et surtout à
Montazet ; ici presque toujours occasionnée
par l'avortement, déterminé lui-même par
des manœuvres criminelles, la péritonite alors
est compliquée de métrite, et le traitement
le plus rationnel ne peut réussir. — Dans
la péritonite puerpérale simple et sporadique, lorsque l'état de l'estomac me l'a permis, j'ai employé l'ipécacuanha comme vo-
mitif et le petit-lait anti-laiteux comme pur-
gatif avec quelque succès. La saignée du bras
dans les cas de pléthore sanguine bien évi-

dente, m'a paru mieux agir que les sangsues à la vulve ou sur l'abdomen. J'ai vu une péritonite puerpérale se terminer par un abcès purulent dans l'abdomen et faire tumeur au pli de l'aine droite : ouvert par la potasse caustique et la lancette, il s'écoula une énorme quantité de pus séreux, et la malade guérit assez promptement.

L'ovarite a été souvent remarquée. Nous l'avons traitée par les sangsues sur le siége du mal, les cataplasmes, les émolliens, les lavemens, et surtout par l'opium. Plusieurs malades chez lesquels la maladie était passée à l'état de suppuration, ont été amenés dans nos salles. Je relate l'exemple suivant :

J. M., âgée d'environ vingt ans, s'était avortée depuis un mois ; elle avait conservé le ventre douloureux et gonflé, les urines coulaient peu, elle éprouvait des douleurs dans tout l'abdomen, et surtout dans le côté droit, dans l'aine et la cuisse correspondantes ; manquant de soins chez ses parens, elle vint à l'hôpital réclamer les nôtres. A la première visite voici ce que nous observâmes : visage pâle et bouffi, ventre élevé, présentant dans l'hypocondre droit une tumeur oblongue du volume et de la forme d'une chopine ordinaire dont le goulot aurait été tourné en bas; le membre de ce côté était œdématié; de temps en temps la malade éprouvait, dans le côté du ventre, des douleurs aiguës qui finissaient par la cuisse et s'étendaient jusqu'au gras de la jambe. Le pouls était large, mou; il y avait chaque soir un léger accès de fièvre marqué par un peu de frisson, de chaleur et de moiteur. Dans ce moment, les pommettes se coloraient d'un rose pâle, il y avait soif, la langue était blanche dans toute sa surface, jaune au milieu et au fond, le ventre était libre; les urines coulaient un peu plus depuis quelques jours, la vulve était toujours humectée par une perte blanche et inodore. Nous prescrivîmes la tisane de graines de lin et de guimauve, nitrée et sucrée; les applications émollientes et calmantes, un vésicatoire à la cuisse droite, des injections détersives, et, pour calmer les douleurs, un grain d'extrait aqueux d'opium toutes les six heures, des cataplasmes et la crème de riz.

Ce traitement continué quinze jours, ne

produisit aucun effet sensible : au contraire, la tumeur placée profondément avait doublé de volume, l'œdématie du ventre et des extrémités inférieures était considérable, une espèce de fièvre lente minait à grands pas la vie de la malade. Nous avions arrêté que le lendemain d'un dernier examen nous appliquerions la potasse caustique, pour ensuite pénétrer dans le foyer purulent et le vider à l'aide de la ventouse. La nature nous devança, et la nuit suivante l'abcès se fit jour par la matrice. Nous examinâmes avec MM. Jourdan et Barreta, qui avaient reconnu la tumeur avec nous, la matière rejetée en grande abondance. C'était du pus mêlé de beaucoup de sérosité, répandant une odeur acide. Nous continuâmes les mêmes prescriptions, l'opium excepté ; nous rendîmes le régime en peu plus analeptique. Le ventre reprit son volume naturel, l'œdème disparut, les forces se rétablirent assez vite, et un mois après l'explosion de l'abcès, la malade sortit bien guérie.

INFLAMMATION DES ORGANES PARENCHYMATEUX.

L'inflammation des organes parenchymateux est toujours une maladie grave ; cependant, si l'on en excepte celle du cerveau et du cervelet, les autres se guérissent assez ordinairement.

La pneumonie est l'espèce que j'ai le plus fréquemment observée , toujours chez des hommes forts , livrés à des travaux pénibles. Les saignées générales et locales, les boissons douces, dans quelques circonstances, l'émétique, tantôt à dose vomitive, tantôt à dose résolutive , sont les moyens qu'un succès a le plus constamment couronné. L'hépatite est moins fréquente dans nos salles, sa marche aiguë est plus lente, liée presque toujours à quelqu'affection morale qui en est la cause prédisposante , elle passe aisément à l'état chronique. L'exemple le plus remarquable que j'aie noté, est celui qu'a présenté la sœur *Lachaux* , de cette maison ; malgré le traitement le plus rationnel , l'hépatite passe à l'état chronique accompagné d'ictère. Les boissons mucilagineuses, apéritives, le suc de taraxacum , et les eaux de Vichy ont fini par

amener une guérison à laquelle on ne s'atten-
dait guère.

La néphrite, la splénite ont été plus rarement observées.

RHUMATISME AIGU.

— Le rhumatisme aigu, soit du système
musculaire, soit du système fibreux, est fréquent à l'hôpital, je l'ai rencontré un grand
nombre de fois; rarement simple, presque
toujours compliqué de catarrhe pulmonaire,
surtout le rhumatisme musculaire, son traitement doit varier. Les boissons émollientes,
calmantes, diaphorétiques; les saignées générales ou locales, les hypnotiques, la poudre
de Dower, ont fait la base du traitement. J'ai
obtenu de bons effets de l'emploi des préparations antimoniales à dose résolutive : ce
moyen m'a paru abréger de beaucoup la maladie; quelques cas rares de rhumatisme léger
ont été guéris par l'usage des bains de vapeurs
à la fleur de sureau. J'ai recueilli plusieurs
exemples de rhumatisme fibreux se compli-
quant vers le septième jour d'arachnoïdite;
l'émétique, la saignée locale, les vésicatoires

aux jambes, les sinapismes sur le point rhu-
matisé, ont été conseillés avec succès. C'est à
l'aide de ces moyens que j'ai eu le bonheur
de conserver à la vie M. Brunon, premier
aumônier de cette maison, atteint subitement
de cette fâcheuse complication.

GLOSSITE.

La glossite qui est l'inflammation du tissu
charnu de la langue, est une maladie rare,
aussi ai-je conservé le seul exemple qui s'est
présenté dans ma pratique; le voici :

Antoine Barbier, de Roanne en Forez, âgé
de quarante-deux ans, d'un tempérament fort,
offrant une face énorme dont toutes les parties
avaient acquis un développement extraordi-
naire, mangeant habituellement huit à dix
livres d'alimens par jour, nous fut amené le
31 mai à la salle St-Jean, pour s'y faire trai-
ter d'une inflammation idiopathique de toute
la langue. Cette maladie qui s'était développée
sans cause connue, était au troisième jour de
son début. Elle avait fait tant de progrès, que
la langue dépassait les lèvres d'un pouce et
demi, remplissait la bouche, et le malade ne

pouvait respirer que par le nez. Le pouls était plein, dur, et donnait quatre-vingts pulsations par minute. (*Saignée du bras de huit onces, vingt sangsues sous la mâchoire et quatre à la langue même, sinapismes aux extrémités, fumigations, boissons gommeuses portées dans l'estomac à l'aide d'une sonde de gomme élastique faite pour cet usage, lavemens irritans.*) Après l'emploi de ces moyens, le mal reste stationnaire.

Le quatrième jour on ouvre la ranule gauche (veine), le sang coule abondamment, les lotions, les fumigations, sont dirigées sans cesse sur la langue. On continue à porter dans l'estomac les boissons mucilagineuses et le bouillon de poulet, l'inflammation diminue sensiblement.

Le cinquième jour, la langue rentre dans la bouche, on peut alors faire passer quelques gouttes de bouillon pour soutenir les forces du malade d'autant plus abattues, que la diète à laquelle il n'était point habitué, jointe aux abondantes saignées, l'avait affaibli et amaigri d'une façon remarquable.

Le sixième jour et le septième, surtout, la

langue fut réduite au double de son volume
ordinaire, la déglutition devint libre ; on
ajouta aux boissons, aux bouillons, les garga-
rismes détersifs et réfrigérans, les crèmes et
les soupes claires de riz et de vermicelle.

Le 10 juin, il entra en convalescence ; et
le 15, il sortit guéri de l'hôpital, plein de reconnaissance pour les soins qu'il y avait reçus.

HÉMORRHAGIES.

L'hémopthisie, l'épistaxis et l'hémorrhagie
utérine, suite d'avortement ou de portion de
placenta restée dans la matrice, sont les hémorragies que j'ai le plus fréquemment observées. L'hémopthisie, souvent le prélude
de la phthisie, peut être aussi une simple
exudation sanguine qui juge une maladie inflammatoire, ou bien être le résultat d'une
pléthore sanguine des poumons. Il en est de
même de l'épistaxis. Le traitement et le pro-
nostic de ces deux espèces d'hémorrhagie sont
toujours difficiles.

J'ai vu quelques hémopthisies céder aux saignées, aux adoucissans et aux révulsifs à la
peau. L'épistaxis ne m'a rien présenté de nouveau.

Parmi les pertes utérines tenant au séjour d'une portion de placenta dans la matrice, j'ai noté entr'autres exemples, celui de la femme du portier de la maison n. 22, de la rue des Capucins. Elle fut apportée pendant ma visite, mourante, aux premières femmes; le sang coulait à flots; il n'y avait plus de pouls, le visage offrait la pâleur de la mort. Je vais à la recherche de la portion du placenta, je l'amène et la perte cesse à l'instant.

Les malades atteints d'apoplexie qui sont apportés à l'Hôtel-Dieu, offrent en général une apoplexie sanguine foudroyante; et la mort arrive dans les quarante-huit heures qui suivent leur réception. L'apoplexie qui donne naissance à la paralysie, présente assez souvent quelques chances de guérison. Dans cette espèce, l'épanchement a été léger, incomplet, et la résorbtion peut être obtenue. Ici, indépendamment des saignées, les infusions d'arnica, de digitale et de feuilles d'oranger, le calomelas à haute dose, et plus tard les préparations de noix vomique, la strichnine surtout, ont été conseillés avec avantage. C'est à l'aide de ce dernier moyen administré

sous diverses formes que j'ai pu guérir un
bon nombre de paralysies anciennes.

PARALYSIE.

Un homme âgé de soixante-six ans, hémi-
plégique depuis un an, couché au n. 34 de la
salle des corridors, avait déjà subi plusieurs
traitemens sans succès. J'avais conseillé quatre
grains de strichnine pour saupoudrer les vésicatoires appliqués aux membres paralysés.
Le remède au lieu d'être employé au panse-
ment, est pris dans une tasse de tisane ; un
instant après, le malade est saisi, dans tous
les membres, de convulsions qui durent
plusieurs heures, et le lendemain, à ma visite,
je le trouvai guéri. Ce fait a été recueilli avec
tous ses détails, par M. Perrot, de la Croix-
Rousse, qui était alors le chirurgien interne
attaché à mon service.

Un exemple pareil m'a rendu moins timide
dans l'emploi de la strichnine, et ce moyen
doit être placé parmi ceux destinés à rendre
de grands services à la médecine.

NÉVRALGIES.

Parmi les névralgies, l'espèce que j'ai vue le plus fréquemment dans mes salles, est la névralgie fémoro-poplitée (ischias-nervosa-postica, de Cotugno). Toujours à l'état chronique lorsque les malades nous arrivent, il est difficile d'indiquer un moyen qui n'ait pas déjà été employé hors de l'hôpital.

C'est dans cette circonstance que le médecin, poussé dans ses derniers retranchemens thérapeutiques, est obligé d'innover quelque médication, soit pour tout d'abord captiver la confiance du malade, soit pour lui prouver l'intérêt qu'on lui porte. Dans les sciatiques anciennes, contre lesquelles tous les moyens ont échoué, même l'essence de thérébenthine conseillée par M. Martinet, j'ai tenté le narcotisme avec l'opium, que j'ai combattu en temps opportun par les acides végétaux, soit en boisson, soit en lavemens.

Entr'autres malades guéris par cette méthode, je puis nommer la sœur *Dumas*, de cette maison, atteinte depuis plusieurs années d'une sciatique, avec atrophie du membre, et chez laquelle on avait épuisé toutes les méthodes de traitement.

NÉVROSES.

Les névroses de la respiration, de la circulation , de la digestion, ont été fréquemment observées dans nos salles ; rarement essentielles, presque toujours symptômatiques, elles ont dû réclamer un traitement varié. Les adoucissans, le zinc, l'opium, l'assa-fœtida, le castoreum, la digitale , le lait d'ânesse , de vache, les bains tièdes ont été conseillés avec succès.

Les crampes de l'estomac, maladie plus fréquente qu'on ne le pense, ont été rencontrées un grand nombre de fois. J'ai pu constater dans cette affection douloureuse , les bons effets de l'oxide blanc de bismuth uni à l'opium et préconisé par *Odier* de Genève.

MALADIES ORGANIQUES.

Les maladies organiques occupent les 3/5es des lits de l'Hôtel-Dieu. Ceux qui en sont atteints , après avoir épuisé leurs propres ressources, viennent à l'hôpital y chercher gué-

rison ou soulagement. C'est alors que le médecin d'hôpital doit se rappeler toute l'étendue
de son mandat. Bon, compatissant, il ne doit
avoir à la bouche que des paroles de douceur
et de consolation. Il doit s'observer même
dans son maintien, car celui qui attend tout
de sa science, l'observe, et si un geste, un
regard lui faisait perdre toute illusion de guérison, il touverait la mort à l'endroit où il
vient chercher la vie.

Il existe heureusement encore un bon nombre de maladies susceptibles de guérison,
quoique de prime-abord elles paraissent in-
curables. Le nommé *Benoît Poncet* de *Mont-
merle*, malade depuis long-temps d'une maladie grave de la poitrine, vint à l'Hôtel-Dieu
espérant y trouver une guérison dont on lui
avait fait craindre l'impossibilité ailleurs. Aus-
culté et examiné avec exactitude, il offrit une
vomique dans la partie supérieure du pou-
mon droit. Après quelques jours de repos,
de l'usage de boissons douces, de fumigations
émollientes, je prescrivis l'émétique.

— Au second effort, le pus fut rendu en
abondance; on peut évaluer à près d'un demi-

litre, la quantité vomie dans le jour. Les pec-
toraux, le lait de vache, d'ânesse, furent conseillés; un large cautère fut établi au bras,
et deux mois suffirent pour obtenir une guérison complète.

J'ai vu quelques malades présenter des
symptômes graves de la poitrine, guérir. Sans
doute il n'y avait pas altération organique des
poumons, et comme l'ont observé *Bayle*,
Laënnec, *M. Andral* et autres pathologistes,
il y a beaucoup de signes qui semblent in-
quer une maladie de poitrine qui appartien-
nent à d'autres affections, et qui peuvent
tromper le médecin le plus exercé.

La constipation complique un grand nombre de maladies, elle en est souvent la cause.
Cette indisposition est très-commune chez les
malades de l'Hôtel-Dieu, surtout dans la convalescence des maladies graves et longues, où
elle doit être attribuée au séjour prolongé au
lit, au peu d'exercice que font les malades et
à l'uniformité du régime qui a été amélioré, et
qui le sera sans doute encore avec le temps.
Chez les personnes que je vois en ville atteintes
de constipation, je conseille la semoulle ou la

fécule de pomme de terre. Ce moyen m'ayant réussi, j'ai fait part de mes observations à M. l'administrateur de l'intérieur, et j'ai vu avec plaisir que les ayant prises en considération, il a ordonné qu'aux différens potages, la cuisine fournirait ceux faits avec la semoulle et la fécule de pomme de terre. Parmi les exemples de constipation opiniâtre que j'ai recueillis, je cite les suivans:

Françoise S....., âgée de vingt-un ans, est apportée le 15 septembre 1820, dans une de mes salles de l'Hôtel-Dieu ; habituellement constipée, à raison de l'état de couturière qu'elle exerçait, elle se plaint de malaise et de coliques. Elle se met au lit, un officier de santé est appelé, lui fait appliquer trente sangsues sur le ventre, prescrit des fomentations, l'eau de gomme sucrée, et se retire. Le lendemain, même état, mais un peu plus de faiblesse; on continue les boissons, sans s'inquiéter si le ventre est libre, et si les lavemens ne seraient pas indiqués; on prescrit dix sangsues aux cuisses, l'état ne s'améliore pas; on a peur pour les jours de la malade, et de suite on l'envoie à l'Hôtel-Dieu. A notre visite du matin,

nous trouvons un ventre ballonné mais re-
nitent; aux questions que nous adressons à la
malade, elle répond qu'elle n'a pas été à la
selle depuis dix jours, et que tout ce qu'on lui
a fait ne l'a pas soulagée. Le pouls était misé-
rable, les extrémités froides, et le teint d'une
pâleur effrayante; la langue blanche, sans sé-
cheresse ni rougeur sur les bords : un lavement laxatif et un look avec l'huile douce de
ricin sont prescrits; dans la journée et dans la
nuit on obtient d'abondantes selles, on donne
souvent du bouillon. A la visite du soir, je
prescris un potage et un julep calmant pour
la nuit; le lendemain, la malade ne ressent
plus de douleurs, se plaint de la faim, on mé-
nage son appétit, et elle sort guérie quatre
jours après son entrée à l'hôpital.

Une femme, âgée de quarante ans, de la
ville de la Guillotière, réglée tous les mois,
voyait chaque jour son ventre augmenter de
volume, sans qu'elle éprouvât aucun signe
d'obstruction des viscères ni de grossesse; elle
avait de l'appétit, n'allait que très-rarement à
la selle, et ne rendait que très-peu de matières :
le ventre était fréquemment douloureux; ex-

ploré avec soin, il présentait dans tous les points, une renitence égale. Traitée par la méthode des sangsues et de l'eau chaude, sa position devenait chaque jour plus gênante; elle perd l'appétit, elle éprouve des envies de vomir, et plus tard des vomissemens : n'étant pas fortunée, elle se rend à l'Hôtel-Dieu. Les vomissemens continuaient, les matières qu'elle rejetait, commençaient à avoir l'odeur des matières fécales; la langue était jaune et sèche, le ventre énorme et dur. D'après l'exposé que nous fit la malade, nous pensâmes que nous avions affaire à une constipation ancienne, et qu'on avait négligé de combattre. Les fomentations émollientes, les lavemens laxatifs doux et l'eau sucrée furent prescrits; nous obtînmes un peu d'amendement dans les vomissemens; le second jour, les lavemens amenèrent quelques globules dures et de couleur variée; le troisième jour, ils en détachèrent davantage. Nous parvînmes à faire passer l'huile douce de ricin, le quatrième jour, il s'établit une diarrhée crapuleuse, comme l'appellent quelques auteurs; le ventre s'affaissa peu-à-peu; les vomissemens cessent aussitôt, et les boissons douces, les potages et les bons bouillons, rétablissent la malade en peu de jours.

Les hydropisies non symptomatiques soit du thorax, soit du péricarde, soit de l'abdomen, soit du tissu cellulaire, ont été combattues avec succès par les purgatifs, les diurétiques, les adoucissans, les sudorifiques et les exutoires.

Pour prouver la puissance de ces moyens, je cite le fait suivant :

M. Picotin, âgé de soixante-deux ans, d'un tempérament fort et sanguin, avait été soigné pendant plusieurs mois chez lui. Les douleurs aiguës dans la région péricardiale, les syncopes qui avaient signalé le début de sa maladie, avaient été remplacées par un état chronique qui semblait dénoter un épanchement séreux dans le péricarde, et que caractérisaient l'anasarque plus prononcée aux extrémités abdominales, à l'abdomen et au dos de la main, la dispnée et la suffocation au moindre mouvement, un pouls serré et à peine sensible, les défaillances, la face injectée et vultueuse, les extrémités froides, les urines rares, rouges et la soif pressante. Les boissons

douces, sucrées, furent largement adminis-
trées; nous leur associâmes les préparations
de scille et de digitale pourprée; la diète sévère
fut observée, on fit de fréquentes frictions à la
partie interne des membres pelviens, avec la
teinture de digitale; les urines devinrent lim-
pides et coulèrent abondamment. Ce traitement continué vingt jours, suffit pour rendre
M. Picotin à sa famille et à ses occupations.

Quoique les règlemens de l'Hôtel-Dieu s'op-
posent à l'admission des malades atteints de
maladies siphilitiques, ils trouvent toujours le
moyen d'y entrer; aussi j'en ai soigné beaucoup chez lesquels la siphilis était dégénérée
ou devenue constitutionnelle. Interrogés sur
l'origine de leurs souffrances, presque tous
accusent d'anciennes maladies secrètes qui
ont disparu sans traitement ou plutôt avec un
traitement empirique.

Chez les uns, se sont des ulcères à la gorge,
dans le nez; chez d'autres, des éruptions générales et surtout au fondement, aux parties
sexuelles; chez d'autres enfin, des douleurs
dans les os longs, qui reviennent chaque soir
pour durer toute la nuit.

La tisane de salsepareille et de douce-amère, la liqueur de Van-Swieten, les frictions à la plante des pieds avec la pommade de Cirillo, les pilules de Beloste à dose purgative, les bains tièdes, les bains de vapeurs au sulfure de mercure, sont les moyens à l'aide desquels j'ai guéri un très-grand nombre de malades déjà dans un état plus ou moins voisin de l'incurabilité.

Tel est, Messieurs, l'exposé analytique des faits qui se sont présentés dans ma pratique médicale à l'Hôtel-Dieu.

Comme vous le voyez, je me suis dispensé de parler des différentes doctrines qui se sont partagé et qui se partagent encore l'empire de la médecine ; éclectique par conviction intime, j'ai cherché seulement dans les unes comme dans les autres, ce qui pouvait tourner au profit de l'humanité. Les pauvres de cette maison ont constamment occupé mes pensées ; tout ce qui a pu adoucir leurs souffrances, tout ce qui a pu les rendre supportables a été employé... Pouvions-nous nous conduire autrement avec des malheureux, souvent abandonnés des leurs, de leurs amis, et qui n'ont de refuge, d'espoir, que

dans le médecin auquel ils viennent confier
toutes leurs peines, toutes leurs souffrances ?
C'est avec répugnance que le pauvre entre à
l'hôpital, c'est après avoir épuisé toutes ses
ressources, qu'il vient frapper à sa porte...
Là, loin du foyer domestique, loin de ceux
dont il a jusqu'à ce jour reçu les soins ; au
milieu d'étrangers occupés chacun de leurs
souffrances, combien il est sensible aux paroles
consolantes qu'on lui adresse ! avec quel sen-
timent de reconnaissance il les écoute!...

Toujours, nous avons trouvé l'administra-
tion disposée à seconder nos vues dans les
améliorations à introduire, soit dans l'hygiène
de l'Hôtel-Dieu, soit dans le régime des malades. C'est à notre demande, à sa sollicitude
paternelle, qu'ils doivent de n'être plus cou-
chés deux dans le même lit, d'être dans des
salles mieux chauffées, d'avoir un établisse-
ment complet de bains de toute espèce.

Je remercie pour ma part le conseil, des
marques sans nombre de sa sollicitude et de
l'empressement qu'il a toujours montré chaque fois que je lui ai proposé quelque chose
d'utile aux malades. Je dois à la vérité, de

dire, qu'il a le plus souvent pris l'initiative.

Si j'ai obtenu quelques succès, je les dois en partie aux entretiens instructifs et affectueux de mes collègues : à la coopération de messieurs les chirurgiens internes, chez lesquels j'ai toujours rencontré du zèle et de l'instruction : qu'ils reçoivent ici l'expression de ma vive reconnaissance.

Que de gratitude ne dois-je pas aux personnes de cette maison pour les soins assidus et désintéressés qu'elles prodiguent aux malades; à la communauté, pour la marque de confiance dont elle m'avait honorée.

Me serait-il possible de quitter sans regrets une maison où j'ai passé les plus belles années de ma carrière médicale, où je laisse des malades que j'ai guéris, des amis qui, par leurs égards, ont rendu si heureuses mes années de décanat; non, Messieurs les Administrateurs, permettez-moi aussi d'y revenir encore quelquefois, pour admirer le bien que vous faites, être témoin de la bonne harmonie qui existe parmi mes collègues, et applaudir aux succès qui doivent marquer chaque jour de leur exercice dans cet hôpital.

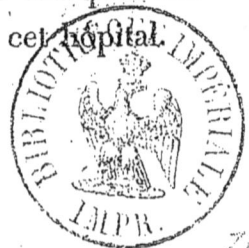